AF460853

DU DANGER

DES

INHUMATIONS PRÉCIPITÉES.

DU DANGER

DES

INHUMATIONS

PRÉCIPITÉES,

ET

DE L'IMPORTANCE

DE

FAIRE CONSTATER LES DÉCÈS

PAR DES GENS DE L'ART;

Par CHALETTE fils, D.-M. S.

CHALONS-SUR-MARNE,

IMPRIMERIE DE T.-J. MARTIN, PLACE DU MARCHÉ, 54.

1843.

DU DANGER

DES

INHUMATIONS PRÉCIPITÉES,

ET DE

L'IMPORTANCE DE FAIRE CONSTATER LES DÉCÈS

PAR DES GENS DE L'ART.

Exposé général.

Le sujet que j'entreprends de traiter aujourd'hui est loin d'avoir le mérite de la nouveauté : long-temps avant moi, des hommes distingués qui appartenaient spécialement au clergé et aux Facultés de médecine, ont cherché à éveiller la sollicitude des divers gouvernements, sur la nécessité de prendre des mesures générales, en France, pour mettre (selon l'expression du docteur Pineau, médecin de la fin du siècle dernier) les citoyens à l'abri du malheur d'être enterrés vivants.

Ecoutons un moment ce praticien raconter les poignantes émotions que doit éprouver le malheureux condamné à cet épouvantable supplice : « Il ne peut y avoir de sort plus dé- » plorable que celui d'une personne renfermée vivante dans » un cercueil, recouverte de plusieurs pieds de terre, et qui » se voit réduite, sans ressources, à mourir d'une mort dont » les horreurs surpassent tout ce que peut souffrir un homme » à qui l'on fait subir les tortures les plus cruelles. » Et plus loin : « Il ne faut pas chercher la cause d'un pareil malheur » ailleurs que dans la négligence et l'ignorance de ceux qui, » chargés de leur rendre les derniers devoirs, se sont laissé » tromper par de fausses apparences de mort, et dans la pré- » cipitation avec laquelle on est dans l'usage de faire les enter- » rements. » L'auteur de ces lignes aurait pu ajouter que c'est surtout en France que cette précipitation a lieu. Nous aurons bientôt à examiner quand et comment on inhume chez la plupart des peuples civilisés. En énumérant prochainement la série encore assez considérable des maladies qui peuvent simuler la mort pendant un assez long temps, on sera justement effrayé des nombreuses méprises qui ont dû exister et peuvent encore se renouveler tous les jours, bien que la science s'occupe activement de déterminer et de préciser, s'il se peut, les signes certains de la mort. Quelques pages plus loin, l'auteur précité nous dit : « Beaucoup de personnes pensent » qu'un homme enterré vivant est bientôt suffoqué, et qu'il » n'est pas possible de vivre long-temps dans une pareille si- » tuation : il serait à souhaiter que cela fût vrai ; mais il n'est » malheureusement que trop certain que l'on peut rester » vingt-quatre heures et plus dans cet état horrible sans mou- » rir : plusieurs observations le prouvent. »

Et nous aussi, nous nous joignons à Messieurs Pineau et Brubier, pour nous écrier avec eux qu'il n'est pas, dans les tortures humaines, de plus affreux supplice que celui d'être inhumé avant la mort. Au moins, le criminel monté sur l'échafaud n'a pas le temps de sentir le glaive qui le frappe ; et pourtant la Société lui fait expier un crime, le condamne à un martyr ! Eh bien ! nous le demandons, est-il comparable à celui que souffre l'infortuné qui, couché à deux mètres de terre, au milieu d'un monde éteint, sans qu'il puisse appeler le monde auquel il appartient encore, succombe enfin dans une affreuse agonie, en maudissant, en blasphémant? Ces paroles ne sont point le résultat d'un rêve de l'imagination : des faits malheureusement trop nombreux, relatés dans notre histoire, vérifiés avec l'attention la plus scrupuleuse et dits avec la plus minutieuse exactitude, confirment assez nos plaintes. Aussi, nous nous croyons autorisé à flétrir dans les termes les plus énergiques cette précipitation funeste ; elle peut entraîner les suites déplorables dont les hommes qui ont vécu ont eu de nombreux exemples, dont les hommes qui vivent sont parfois témoins, et sur lesquelles les générations futures auraient à gémir. Mais espérons que les lois viendront en aide à l'impuissance des règlements vicieux qui sont encore en vigueur, comme pour faire un insolent contraste avec notre époque si pleine de progrès, si avide d'améliorations.

S'il est difficile de constater immédiatement si la mort a ou n'a pas lieu, il est au moins aussi difficile de la définir. La mort, c'est la cessation de la vie ; mais alors qu'est-ce que la vie? Une foule d'auteurs ont essayé d'en donner une définition exacte, mais sans succès ; et comme on ne peut point faire sentir l'acception du mot *vie*, la mort est donc l'absence d'une chose qu'on ne peut définir. C'est en raison même du mystère qui accompagne l'extinction brusque ou lente de la vie (nous parlons ici de la mort naturelle), qu'il est important d'examiner avec la plus sévère attention si la mort est réelle ou si elle n'est qu'apparente.

Dans une brochure intéressante qu'a publiée M. de Villeneuve, et sur laquelle j'aurai occasion de revenir, on cite des méprises toutes récentes qui ont entraîné l'inhumation de personnes encore vivantes. Et c'est dans le centre de notre pays, dans des villes populeuses, que se passent ces faits qui, hâtons-nous de le dire, sont plus le résultat de l'incurie que de l'ignorance! Nous voulons bien admettre, avec la plupart des auteurs modernes, que l'exagération a pu souvent prendre part aux récits des Bruhier, des Falconnet, des Winslow, qui ont écrit sur cette matière; mais il n'en est pas moins vrai que de trop nombreuses erreurs ont été commises; et quelque petit que soit le nombre des victimes de ces erreurs, en est-on moins exempt des plus grandes pécautions pour éviter pareil malheur?

Des signes de la Mort.

Parmi les signes que l'on a indiqués comme certains, caractéristiques de la mort, il n'en est vraiment que deux qui méritent de la confiance, et un seul, à notre avis, auquel il est impossible de se tromper. Ainsi, comme signe incontestable, on a cité la face cadavéreuse; mais les individus épuisés par des maladies longues, ruinés par la débauche et les excès de tout genre n'offrent-ils pas toujours ce caractère ? On a dit que la mort avait lieu quand l'œil, devenu terne, était obscurci par un enduit glaireux; non seulement on en a des exemples pendant la vie, mais encore on n'observe pas ce phénomène chez les personnes qui ont succombé à une mort inopinée. La décoloration de la peau, le réfroidissement du corps, l'absence de la respiration, la non-perception des battements du cœur, sont autant de preuves des plus équivoques, et auxquelles on ne peut et on ne doit accorder aucune confiance. M. Villermé, dans ses annales de médecine légale, après avoir groupé, comme nous l'avons fait, tous les signes incertains de la mort, ajoute : « Quand la mort est réelle, les quatre derniers doigts » de la main sont rapprochés et fléchis, et le pouce, recou- » vert par eux, est presque toujours dirigé dans le creux » de la main, vers la racine du petit doigt; ses deux » phalanges, dont la première se trouve seule dans la flexion, » sont ordinairement étendues l'une sur l'autre : ce n'est pas, » du reste, un signe constant. » Examinons donc avec plus d'étendue les signes que la science s'accorde à considérer comme infaillibles, mais surtout, quand ils sont réunis et qu'on a pu les étudier dans leur ordre de succession naturelle. D'abord, nous indiquons la rigidité cadavérique ou absence totale de souplesse des membres. Nysten prétend qu'immédiatement après la mort, tous les tissus se ramollissent, et qu'à ce ramollissement succède toujours la rigidité : celle-ci commencerait quand la chaleur vitale s'éteint; aussi est-elle extrêmement prompte chez la plus grande partie des vieillards, à la suite des fièvres typhoïdes, des affections scorbutiques, de la phthysie pulmonaire, etc., et bien plus tardive chez les jeunes sujets qui succombent à des affections rapidement mortelles, ou chez ceux qui sont frappés d'apoplexie ou asphyxiés par le charbon.

M. Louis n'admet pas cette opinion comme devant être d'une application générale; et, selon lui, la raideur cadavérique commence au moment où les mouvements cessent complètement; même, ajoute-t-il, avant la diminution de la chaleur naturelle.

Sans nous appesantir sur les diverses opinions des auteurs, concernant l'époque où commence la rigidité, les parties qu'elle envahit d'abord, et sa durée, qui est très-variable, convenons, avec M. Louis, que la rigidité cadavérique est un des plus sûrs de tous les signes de la mort, qn'elle ne manque jamais, et qu'avec un peu d'attention il est impossible de la confondre avec la congélation ou la convulsion musculaire.

M. le docteur Villeneuve attribue à la constatation de ce signe la plus grande importance; il donne de sa marche, de sa durée et surtout de la variabilité de son siége, une description curieuse. Mais il avoue lui-même que le médecin chargé de vérifier un décès, « fût-il apposté là, derrière le cadavre, » pourrait, dans beaucoup de cas, ne pas saisir le moment où la rigidité se manifeste. Souvent, en effet, peu de minutes après qu'elle a paru totale ou partielle, elle ne laisse aucune trace de son passage. Ainsi donc, si nous accordons au médecin légiste que ce soit un signe caractéristique, nous ne pouvons pas dire qu'il soit toujours facile au praticien, ou comme l'appelle M. de Villeneuve, au vérificateur de la mort, de se trouver à portée d'en attester l'existence.

Nous parlerons plus tard du galvanisme comme moyen à mettre en usage pour diagnostiquer si la mort est réelle.

Passons à l'examen du signe le plus certain : c'est la putréfaction.

« La putréfaction, dit Julia de Fontenelle, est cette inévitable décomposition qu'éprouvent les corps organiques sous » certaines influences, dès qu'ils cessent de se trouver sous » celle de la vie. » Dans aucune circonstance elle ne peut s'établir quand il y a *vie*. Nous aimons donc à le répéter avec tous les auteurs anciens et modernes, la putréfaction est le véritable cachet de la mort ; mais aussi, c'est le signe généralement le plus lent à se produire. L'âge du sujet, ses habitudes hygiéniques, son genre de mort, l'état atmosphérique, et par-conséquent les climats, les saisons, sont autant de causes plus ou moins puissantes, qui ont sur la marche de la putréfaction une influence notable. Serait-il prudent de s'en servir comme moyen d'éviter les inhumations hasardées? Avec les précautions nécessaires empruntées à une hygiène éclairée, nous pensons qu'on pourrait utiliser ce moyen sans nuire à la sûreté sanitaire des vivants.

Aperçu des différents procédés d'inhumation chez les peuples anciens et modernes.

En parcourant l'histoire des différents peuples, même dès la plus haute antiquité, nous voyons quels soins on prenait déjà pour éviter les inhumations précipitées.

Les Hébreux gardaient leurs morts trois jours, sage mesure dont on attribue tout l'honneur à Moïse.

Dans la plupart des villes de la Grèce, après avoir lavé et parfumé les cadavres, on les déposait chez eux, dans un endroit retiré, et on les conservait quelquefois six et sept jours.

Les Romains, suivant quelques historiens, poussaient encore plus loin le respect pour ceux qui avaient cessé de vivre : ainsi, ils gardaient les cadavres de six à douze jours, suivant les saisons et l'état sanitaire des localités où gisaient ces mêmes cadavres; ensuite, on commençait, mais encore après permission des officiers publics, les cérémonies des funérailles. Dans la généralité des cas, après avoir lavé le défunt, on le plongeait à plusieurs reprises dans un bain aromatique, puis on le revêtait d'habits spéciaux ; ensuite, il était exposé, le visage découvert, à la vue des passants, devant la maison mortuaire, où les officiers publics venaient constater le décès par des expériences en usage à cette époque. Ne serait-ce point aux Romains que nous aurions emprunté cette pratique, autrefois réservée aux ordres religieux, et encore en vigueur aujourd'hui chez nos ecclésiastiques ? Ainsi, nous avons vu à Châlons, entre autres, plusieurs prêtres desservants couverts de leurs habits sacerdotaux, couchés sur un lit funéraire, exposés, à visage découvert et pendant plusieurs jours. Là, les fidèles sont appelés à venir payer à leur pasteur un dernier tribut de vénération.

En Hollande, on laisse le mort trois ou quatre heures sur son lit, puis on le dépose dans sa bière où il est à découvert, dans sa chambre, pendant trois jours. Cette méthode nous paraît éminemment vicieuse : car à la seule idée qu'il n'y ait que mort apparente, quel serait, nous le demandons, le réveil d'un homme qui se verrait étendu dans une aussi funèbre couche? Dans le même pays, si par suite de mort subite, on a quelqne soupçon, après avoir laissé le cadavre dans sa chambre, ainsi que nous l'avons dit, on le transporte dans un endroit spécialement destiné à cet usage, et on l'y conserve encore cinq à six jours avant l'inhumation. Du reste, nous a assuré un indigène, la visite du médecin et de la police n'a lieu que dans le cas de mort violente, ou de tout autre que l'on penserait ne pas être naturelle.

Les Anglais laissent les morts dans leur appartement au moins pendant quarante-huit heures : il y a des familles qui les gardent huit jours; c'est à la volonté des parents. Toutefois, il y a visites de médecins chargés de la vérification des décès.

L'Espagne et le Portugal sont les deux nations où, de tout temps, on a le plus négligé ces salutaires précautions. Ainsi, quelquefois, en Portugal surtout, on procède aux obsèques six heures seulement après la mort. Cette précipitation coupable n'a pas besoin de réflexions.

L'immense majorité du peuple russe a, dans sa manière de rendre à ses morts les derniers devoirs, conservé quelques traces des mœurs de l'antiquité. Nous empruntons les détails suivants à un article publié dans la collection du *Cabinet de Lecture*, et communiqué de Saint-Pétersbourg, par l'auteur qui a puisé ses renseignements sur les lieux. Nous avons eu nous-même quelques données précises.

Aussitôt qu'un individu a succombé, les membres de la famille, et les amis qui l'entourent, l'appellent plusieurs fois. Quand cette cérémonie est terminée et qu'on est certain que le défunt n'a donné aucun signe de vie, on le couvre de ses plus beaux vêtemens, on le pose sur un lit préalablement garni de matelas et de draps autres que ceux qui servaient avant la mort. L'appartement est fermé avec soin, et éclairé seulement par une lampe funéraire dont la clarté doit se diriger (c'est une condition essentielle dans les mœurs du pays) sur le visage de celui à qui on rend ces tristes honneurs. En face de lui se trouvent constamment, outre des gardes salariées, des membres de la famille, ou, à défaut de parents, des amis qui consacrent à ce pieux devoir un temps limité. Le troisième jour accompli, le cercueil est apporté, le mort y est déposé et conduit à l'église, mais à découvert. Après la cérémonie religieuse, la famille et les assistants s'approchent du mort, l'appellent individuellement, à trois reprises différentes et à très-haute voix; le plus souvent encore, un des amis, dans un discours rapide et toujours interrompu par les sanglots et les cris des parents, énumère les vertus du défunt; puis on couvre le cercueil, et le cortége s'achemine lentement vers le champ du repos. Nous savons que chez quelques anciens peuples cette coutume d'appeler les morts s'est long-temps conservée, surtout chez ceux où l'usage de la combustion des corps était en vigueur.

En Allemagne, dit M. Julia de Fontenelle, les protestants n'enterrent qu'après trois jours révolus. Avant l'impératrice

Marie-Thérèse, le temps entre la mort et les funérailles était arbitraire. Mais cette princesse fit une loi qui ne permettait aucune inhumation avant le délai de quarante-huit heures. Cette loi salutaire était restée inobservée par les Juifs; l'empereur, en 1787, les y assujétit de nouveau

En France, nous n'avons besoin que de copier le texte de la loi qui concerne les constatations de décès.

CODE CIVIL. Art. 77. Aucune inhumation ne sera faite sans une autorisation, sur papier libre et sans frais, de l'officier de l'état civil, qui ne pourra la délivrer qu'après s'être transporté auprès de la personne décédée, pour s'assurer du décès, et que 24 heures après le décès, hors les cas prévus par les règlements de police.

Nous verrons combien le temps accordé par la loi est insuffisant, et quelle confiance on doit avoir, scientifiquement et moralement parlant, dans une vérification de mort faite par des hommes étrangers à l'art.

Nous n'avons insisté un peu longuement sur les mœurs des peuples voisins, relativement aux précautions qu'ils prennent pour inhumer sûrement, qu'afin de laisser établir dans les esprits une comparaison entre la valeur des moyens mis par eux à exécution, et celle des procédés que nous serons amenés à proposer en France.

Aujourd'hui, à Paris et dans plusieurs villes importantes de nos provinces, les décès sont constatés par des médecins nommés par l'administration municipale. Mais dans les villes de second ordre, c'est un officier civil qui est chargé de cette fonction, et dans nos campagnes, personne.

En traitant de cette grande amélioration apportée à la ville de Paris, M. de Fontenelle prétend que les vérificateurs de décès sont en trop petit nombre dans la capitale; qu'ils sont trop peu rétribués, et que, par ce fait seul, ils peuvent ne point appliquer à la mission délicate dont ils sont chargés l'attention qu'on doit attendre de leur inspection. Je ne partage pas cet avis; car il me semble qu'un homme que la confiance d'une administration éclairée investit d'une aussi haute responsabilité, ne peut, arguant de la modicité de ses honoraires, être soupçonné de ne point apporter à ses opérations toutes les ressources que la science lui met entre les mains. Heureusement, peu de faits viennent à l'appui de cette assertion. Quoi qu'il en soit, examinons qui, de l'officier civil ou du médecin, peut le plus sûrement répondre de la réalité de la mort.

Dans une infinité de villes, il suffit de la déclaration de deux personnes pour obtenir un permis d'inhumation ; sur la signature de ces témoins, le permis est accordé sans difficulté; et par le fait de cette insouciance, les obsèques peuvent avoir lieu très-peu d'heures après le trépas. Dans celles où l'officier civil, conformément à la loi, se présente dans la maison du défunt, naturellement il se rapporte d'abord à la déclaration des personnes qui veillent le cadavre, constate son immobilité, et, sans autre forme de procès, déclare, lui aussi, que la mort existe. Est-ce l'officier civil qu'il faut blâmer? non certes; car il manque des moyens d'investigation dont l'homme de l'art seul peut se servir.

Dans les campagnes, non seulement l'officier public ne va pas constater le décès, mais la déclaration est souvent faite par des gens qui n'ont pas même vu le corps. Est-il possible de pousser plus loin l'incurie?

Il est des pays où le maire veille avec le plus grand soin à l'exécution rigoureuse de l'article 77 du Code civil. L'observation suivante, qu'a bien voulu nous communiquer M. G..., alors maire de la commune théâtre de l'événement, confirmera ce que nous avons dit sur l'importance des vérifications faites par des hommes spéciaux.

Au moment où le choléra menaçait d'envahir notre département, un vigneron perdit sa femme dans l'espace de quelques heures. Les voisins attribuèrent sa mort au fléau, qui n'existait encore que dans leur imagination. Le curé fut averti, l'heure fut indiquée pour procéder à l'inhumation le lendemain, le cercueil commandé, exécuté promptement, et les parents et amis conviés à l'église. Le clergé était arrivé à la maison mortuaire et le curé réclamait le permis voulu par la loi, quand on s'aperçut que le maire n'avait pas même été prévenu. On court à la maison commune, où se rend immédiatement le magistrat qui, après avoir été sollicité, pressé de donner son autorisation, la refuse et motive son refus sur ce fait, qu'il s'agit de mort subite et que le délai légal entre ce genre de mort et les cérémonies de l'inhumation est de quarante-huit heures. Grand désappointement de la part des émissaires, qui certifient en vain que la femme est bien morte, que le clergé attend, que tout est près pour les funérailles; toutes ces raisons n'étant pas goûtées par le maire, force fut d'ajourner l'enterrement. Mais on ne prévoyait guère le dénouement. Un médecin, par les soins de l'autorité locale, fut appelé et invité à vouloir bien se rendre compte des causes qui avaient pu, chez une femme jeune encore et vigoureuse, déterminer cette mort subite; ce médecin, qui n'existe plus aujourd'hui, eut l'heureuse idée de piquer une des veines du bras, opération qui eut pour résultat, aidée d'autres moyens énergiques, de rendre à cette femme une existence qu'elle avait bien failli perdre dans les horreurs d'un tombeau; existence enfin qu'elle devait conserver encore des années, car j'ignore si aujourd'hui elle est décidément morte. Elle avait été frappée d'une attaque d'apoplexie.

On doit conclure de ce fait que, sans la louable résistance de l'officier civil, on avait à enregistrer un nouveau cas d'imprudence. Peut-être la terreur qui commençait à envahir nos contrées était-elle la principale cause de la coupable précipitation dont cette fatale époque a dû offrir plus d'un exemple.

Voici encore un fait bien autrement tragique :

En automne 1786, le nommé Malinet, manouvrier à Somsois, canton de Sompuis, quittant le travail un soir, mangea avidement une soupe épaisse; il se disposait à se mettre au lit, lorsque le chirurgien vint lui demander avec instances et menaces l'argent qu'il lui devait pour des soins donnés à lui et à sa famille. Ne pouvant payer et naturellement un peu violent, l'ouvrier s'emporta, le médecin sortit, et Malinet mourut presqu'aussitôt, ou du moins fut cru mort. Peu d'heures après, il fut enseveli, cloué dans le cercueil, présenté à l'église le lendemain à dix heures du matin, puis enterré. L'instituteur du village demeurait près du cimetière; ses enfants et ses pensionnaires qui, dans la soirée, jouaient dans le voisinage de l'église, effrayés par des plaintes sourdes et singulières entendues à peu de distance, rentrèrent avec précipitation, en se culbutant, ce qui les fit gronder et non questionner. Vers trois heures du matin, le lendemain, l'instituteur, suivant son habitude, se promenait devant sa maison : entendant des plaintes qui lui parurent étranges, il se dirigea précipitamment vers la rue creuse qui borde le cimetière, et appela ; mais les plaintes lui venant alors par derrière, il se souvint de l'air effrayé que les enfants avaient manifesté la veille, à leur rentrée, et ne douta plus que les cris lugubres, étouffés, qu'il entendait, ne fussent poussés par Malinet. Il revint sur ses pas, frappa la terre près de la fosse, mais il ne recueillit plus aucun son. Il se hâte de rentrer, éveille ses pensionnaires, les interroge, et leurs réponses confirmant ses soupçons, il regrette alors amèrement de ne pas les avoir questionnés la veille. Le curé, immédiatement prévenu par lui, répondit que, d'après tous ces détails et le long délai écoulé depuis l'enterrement, la mort devant être réelle, il fallait garder le silence et ne point provoquer une exhumation qui assurément serait inutile.... On en resta là !

De tels faits paraissent invraisemblables ; qu'on interroge ceux des habitants du pays qui vivaient à cette époque, et qui vivent encore, et la fin tragique de Malinet sera racontée dans les mêmes termes.

Nous voyons, par ces deux observations, combien le délai légal entre le décès et l'enterrement peut être insuffisant, surtout dans le cas de mort subite. C'est ici, plus que dans tout autre genre de mort, que la présence du médecin devient indispnsable ; il doit chercher, par tous les moyens possibles, à réveiller l'action vitale qui n'est peut-être qu'engourdie; mais, loin de suivre cette salutaire pratique, on se contente d'attendre quarante-huit heures, terme fixé par les règlements, et l'infortuné réputé mort est enlevé à la scène du monde aussitôt qu'une froide permission est accordée, sans être étayée d'une investigation précise, rigoureuse et détaillée par écrit s'il le faut, qui devrait émaner d'un médecin. Il est impossible de ne point partager l'opinion des écrivains qui soutiennent qu'à l'abri de cette indifférence coupable viennent se cacher bien des crimes « et qu'une foule de suicides et d'empoisonnements passent ainsi inaperçus. »

Il serait donc à souhaiter, et c'est là notre vœu le plus ardent :

1° Que, dans chaque localité, on nommât un ou plusieurs médecins-vérificateurs des décès, suivant l'importance de la population ;

2° Que ces médecins, connus déjà dans le pays, pussent, par la confiance qu'ils ont inspirée, répondre à l'autorité de la vigilance et de l'exactitude qu'ils devront apporter dans l'exécution des devoirs qui vont leur être confiés. C'est une condition à laquelle tient beaucoup M. Julia de Fontenelle;

3° Qu'après s'être livrés à plusieurs reprises, dans l'intervalle du décès à l'inhumation, aux expériences nécessaires à l'aide desquelles on peut s'assurer s'il y a mort réelle, ils fussent tenus de déposer un procès-verbal abrégé de leurs opérations et du résultat qu'elles ont amené; ce qui devrait se faire en peu de mots dans l'immense majorité des cas. Le procès-verbal serait déposé à la mairie et accoté à l'acte de décès;

4° Qu'il fût expressément interdit, ce qui se pratique encore tous les jours, d'ensevelir un cadavre, si ce n'est une heure avant de le mettre dans le cercueil. Je suppose ici que le laps de temps voulu par la loi a été rigoureusement observé ; car, nous l'avons dit, il doit arriver plus souvent qu'on ne pense d'anticiper de quelques heures celle de la mort, lorsqu'on vient déclarer le décès à un officier civil ;

5° Que, dans le cas où la famille demanderait l'autopsie ou l'embaumement du défunt, on ne pût procéder à l'un ou à l'autre qu'après le temps légal écoulé et la vérification du décès affirmée et signée. Les auteurs citent encore trop d'observations de malheureux qui, sous le scalpel du chirurgien, ont passé d'une mort apparente à une mort réelle ;

6° Qu'il fût strictement défendu aux gardes (ce sont des femmes ordinairement chargées de cette fonction par les parents) de coudre le suaire sur les morts, qui, dans le cas où il leur resterait un peu de vie, n'auraient pas même l'usage de leurs membres pour heurter les parois de leur cercueil, lorsqu'ils pourraient encore se soustraire au supplice qui les menace. Depuis que j'exerce la médecine à Châlons, j'ai vu, dans les classes pauvres surtout, cette méthode vicieuse en pleine vigueur ;

7° Qu'à plus forte raison, il fût appliqué des peines à ceux qui, prévenus par l'autorité compétente, continueraient cette absurde coutume, qui existe encore plus qu'on ne pense, en France, de tamponner toutes les ouvertures du corps, quelques heures après le décès, sous prétexte d'empêcher les diverses évacuations qui pourraient résulter du relâchement musculaire.

Cette sottise meurtrière, et vraiment digne des barbares, existerait-elle encore si la mort était sciemment vérifiée?

Ces dispositions, bien que générales, auraient au moins le mérite d'éviter que les décès fussent légèrement constatés par des hommes inaptes à juger en pareille matière; et nous pourrions enfin espérer que nos dépouilles mortelles ne seraient confiées à la terre que quand elles seraient devenues réellement de son domaine.

Mais nous pensons que l'insuffisance des lois qui concernent les inhumations sera bientôt signalée à notre Gouvernement, qui, venant en aide aux efforts des autorités locales et aux écrits réitérés des médecins, modifiera cette partie si utile de notre législation, pour la rendre supérieure à celle des autres peuples civilisés.

En Allemagne, la préoccupation qui nous inspire ces réflexions, avait déjà vivement sollicité les travaux des médecins, jaloux de chercher les moyens d'apdorter une amélioration au mode des inhumations. C'est à Hufeland's qu'on doit la première idée de l'établissement des chapelles d'attente ou maisons mortuaires. Des gardiens intelligents veillent constamment sur les morts qui leur sont confiés; à chacun de ces dépôts est attaché un médecin qui certifie, avant de délivrer un permis d'enterrement, que la putréfaction est bien établie. Au moindre doute sur la réalité de la mort, on prodigue de suite tous les soins qui peuvent rappeler l'existence. On a déjà obtenu plusieurs succès. Afin que le moindre mouvement ne puisse échapper aux surveillants placés dans cet asile, chaque mort porte aux poignets et aux pieds des anneaux auxquels sont adaptés plusieurs fils métalliques qui, eux-mêmes, répondent à une sonnette dont le timbre défierait le plus profond sommeil. Des appareils de diverse nature, mais toujours très-bruyants, sont mis auprès du fauteuil où est assis le mort, et toujours dans le but de ne point laisser échapper le plus léger mouvement que toute cause quelle qu'elle soit déterminerait dans les cellules où reposent ceux qu'on pense avoir vécu.

M. le docteur de Villeneuve est loin d'être partisan de cette méthode dont l'Allemagne, pourtant, se loue chaque jour; il pense que les frais d'établissement de ces maisons, et l'entretien du personnel nécessaire à la surveillance, seraient considérables. Je lui répondrai qu'en Prusse, dans une ville de l'importance de Francfort, l'érection d'une chapelle d'attente bien convenablement distribuée a coûté environ vingt-cinq mille francs de France; que le personnel, qui se compose de deux gardiens et de deux médecins (la place d'adjoint n'étant qu'honorifique), grève le budget de quatre mille francs. Qui pourrait regretter un sacrifice aussi modique consacré à une institution d'une aussi haute philantropie! En vérité, nous devons bien à nos semblables cette légère preuve de souvenir et de précieuse sûreté, qui doit les garantir contre les horreurs d'une inhumation anticipée.

« Où trouver, ajoute l'auteur précité, des hommes qui » voudraient se charger de la fonction de surveiller des cadavres, si ce n'est dans cette classe du peuple qui fournit les » fossoyeurs, les garçons d'amphithéâtre, etc. ? » Quand notre confrère a écrit ces lignes, il n'avait point encore pu juger de l'acharnement avec lequel sont sollicitées les places, même les plus infimes dont la société dispose; il n'avait pas encore vu les journaux s'élever, tout récemment, et avec l'énergie de l'indignation, contre une foule de pétitions signées des noms honorables d'hommes attachés à des classes assez élevées de la société, et que ces pétitions avaient pour but de réclamer l'épouvantable faveur de porter le glaive de la loi : d'être bourreaux, enfin (*)! Eh bien ! ne serait-elle pas plus noble, pour les auteurs de pareilles demandes, la mission de veiller sur les restes des hommes de tout rang et de tout âge qui seraient confiés à leurs soins; et les études élémentaires, mais utiles et variées, auxquelles ils seraient astreints, ne vaudraient-elles pas mieux que la connaissance, une fois acquise et routinière, des ressorts d'une guillotine, surtout quand il faudrait que l'affreuse pratique vînt remplacer la théorie ? Sans doute, nous ne voulons, comme M. de Villeneuve, ni fossoyeurs, ni garçons d'amphithéâtre pour remplir un devoir de cette importance ; mais on trouverait beaucoup mieux, n'en doutons point, si le gouvernement adoptait enfin l'établissement des maisons mortuaires déjà proposées plusieurs fois dans l'autre siècle par des bienfaiteurs de l'humanité (*Tissot*, *M*[me] *Necker*).

Presque tous les auteurs regardent l'emploi du fluide galvanique comme une ressource qu'on ne devrait jamais négliger quand il s'agit de vérifier un décès. Sans doute, nous

---

(*) Tout récemment on lisait dans presque tous les journaux de la capitale qu'une place de bourreau dans une ville de province avait été demandée par plus de cent pétitionnaires, parmi lesquels figuraient plusieurs noms d'officiers de santé, d'avocats, etc.

considérons ce moyen comme un des plus efficaces quand il est bien employé : car, si la vie est tout-à-fait éteinte, il y aura absence complète de contraction ; sinon, il y aura doute sur la mort réelle, et nécessairement on devra reculer l'inhumation. Mais, comme dit encore M. de Villeneuve, l'emploi du galvanisme exige un appareil plus ou moins compliqué; et toujours, par suite de son système de méfiance, l'auteur ajoute : « que la vigilance des vérificateurs devra s'affaiblir et rendre ce moyen de moins en moins certain en raison » de la rareté des cas où l'application de la machine électrique procurera l'avantage de sauver un être vivant du tombeau. » Encore une fois, nous répéterons que les hommes chargés de cette pénible tâche devront être pris parmi des gens instruits, que leur conscience et la science sauront assez stimuler.

L'autopsie appliquée comme règle générale à tous les cas, à tous les rangs, à tous les âges, serait, j'en conviens, le moyen le plus sûr d'éviter toute espèce d'accident, si ce n'est celui d'opérer avant la mort réelle ; pour ce fait on peut l'éviter, en prenant d'avance toutes les précautions que la prudence et le temps conseillent. Mais comment vaincre les préjugés de l'immense majorité, pour arriver à cette utile expérimentation ? « On ouvre les rois, les papes, les ministres, » les cardinaux, les évêques, les généraux, etc., dit l'auteur « déjà cité; les médecins eux-mêmes donnent l'exemple. La » médecine légale accueillerait cette mesure avec joie. » Nous en convenons; mais qu'est-ce que l'exemple donné par le petit nombre de rois, de ministres, de cardinaux, etc., devant l'invariable superstition de nos villes, et surtout de nos campagnes? A peine, dans les cas de maladies héréditaires, obtenons-nous, en la sollicitant dans un but d'utilité, cette nécropsie qui, en éclairant la science, peut mettre les descendants à l'abri des lésions organiques de ceux qui leur ont donné le jour. Eh bien! je soutiens que, quand bien même, en éveillant chez le peuple cette crainte épouvantable d'être enterré vivant, on voudrait contraindre une famille à consentir à l'autopsie d'un des siens, non-seulement la famille, mais encore les masses, refuseraient énergiquement, exigeraient qu'on respectât les dépouilles de leurs semblables, repousseraient l'autorité comme injuste, la science comme barbare, et ce serait encore un nouvel échec.

Désirer que ces préjugés tombent, chercher lentement à les déraciner, voilà ce que nous pouvons et devons faire; atteindre ce but, c'est un miracle qui n'est pas réservé à nos jours.

En résumé, entre tous les moyens que nous avons successivement passé en revue, de toutes les méthodes auxquelles les nations ont recours, la plus sage est évidemment celle dont l'Allemagne nous donne l'exemple. En vain on invoquera les dangers résultant de la présence trop prolongée des cadavres dans un même lieu; en vain on mettra en avant la question pécuniaire, la difficulté de trouver des gardiens consciencieux; à toutés ces objections que nous avons déjà essayé de réfuter, nous répondrons avec M. Orfila : « que » puisque la plupart des épreuves conseillées jusqu'à ce jour » pour distinguer la mort réelle de la mort apparente sont » équivoques et insuffisantes. . . . . ; que puisque les disposi- » tions législatives, en supposant même qu'elles soient rigou-

» reusement observées, peuvent ne pas empêcher, dans cer-
» tains cas, que l'on n'enterre des individus vivants.... », il faut recourir aux moyens qui doivent empêcher ces épouvantables méprises : des médecins vérificateurs de décès d'abord ; c'est déjà un pas immense vers l'amélioration (*) ; plus tard,

---

(*) Au moment de livrer ces observations à l'impression, nous lisons dans le *Droit*, *Bulletin des Tribunaux*, l'article suivant, qui vient encore confirmer l'urgence de la vérification des décès, et prouver combien la justice a intérêt à réclamer cette mesure, surtout quand il y a doute sur la moralité des personnes qu'on doit soumettre à cette utile inspection.

« M. le docteur Piet, certificateur des décès du deuxième arrondissement, se rendit dans le quartier Pigale afin de constater le décès de la dame S..., qui, selon la déclaration faite à la mairie, était morte des suites d'une fausse couche.

» Le docteur ayant cru reconnaître, en examinant le cadavre, que l'avortement avait été provoqué par des moyens violents, refusa le permis d'inhumer, et il en référa à l'autorité judiciaire, qui commit les docteurs Dufour et Olivier (d'Angers) pour procéder à l'autopsie du cadavre. Cette opération démontra jusqu'à l'évidence qu'une opération chirurgicale avait amené l'avortement et, par suite, la mort de la dame S..... On sut bientôt que cette malheureuse avait reçu des soins d'une sage-femme.

» Un mandat fut aussitôt lancé contre cette femme, qui, arrêtée à son domicile, nia d'abord les faits qui lui étaient imputés ; mais une perquisition ayant fait découvrir dans sa chambre à coucher les instruments de chirurgie dont elle avait dû se servir pour la coupable opération qui lui était reprochée, la sage-femme fit, en pleurant, les aveux les plus complets ; elle déclara qu'elle était ordinairement assistée, dans ces sortes d'opérations, par une fille qu'elle avait antérieurement délivrée de la même manière.

» Cette dernière fut arrêtée le même jour, et toutes deux ont été mises à la disposition du parquet. »

peut-être, nos législateurs, en comprenant l'utilité, demanderont aussi des maisons mortuaires.

Ce travail, que nous soumettons aux autorités administrative et municipale de notre ville, laisse bien à désirer, nous le savons : un sujet aussi important demanderait un volume ; mais les vues purement générales que nous présentons pourront, c'est notre désir, sans fatiguer l'attention de ceux qui voudront bien nous lire, éviller leur sollicitude ; et si nous obtenions seulement qu'il y eût des vérificateurs de la mort dans notre ville, et par suite, dans notre département, nous serions amplement récompensés de nos faibles efforts.

Avant de terminer ce mémoire, je ne puis résister au désir de présenter quelques considérations sur un nouvel opuscule dont j'ai déjà recueilli tous les matériaux, et qui n'est, en quelque sorte, qu'une continuation de celui que j'offre aujourd'hui à mes concitoyens; il aurait pour titre : *Du Danger qui peut résulter du voisinage des Cimetières avec les habitations.*

Il est étrange, en effet, qu'à une époque où l'hygiène privée et l'hygiène publique reçoivent chaque jour une application si étendue, on ferme les yeux sur les dangers rapides et instantanés qui résultent de l'encombrement de matières en putréfaction, et de leur rapprochement de l'enceinte des villes et des habitations; je veux parler ici des lieux spécialement destinés aux inhumations, et du vice qui ressort de leur situation, quant à ce qui concerne la sûreté sanitaire de toute une population. Outre son utilité générale, cette question me paraît encore être d'une importance directe pour la ville de Châlons. On ne peut pas être trop sévère sur le mode de sépulture adopté dans nos mœurs, parce que, je le répète, de ce mode, s'il est vicieux, peuvent surgir une foule de dangers qu'il serait trop long de signaler ici. Partout la population grandit chaque jour, chaque jour aussi les décès augmentent; de là, encombrement de corps réunis sur un terrain à dimensions exiguës; de là encore, avec la décomposition organique, surgit un foyer d'infection d'autant plus pernicieux qu'il sera resserré dans de plus étroites limites.

Notre ville est représentée aujourd'hui par une population d'environ 16,000 ames : pour 400 décès et plus, nous n'avons que deux cimetières; l'un petit, mais aéré, placé au nord-est, loin des habitations; l'autre long, étroit, entouré d'eau, placé à l'ouest, et qui reçoit les deux tiers de ceux qui succombent annuellement : c'est ce dernier qui fera l'objet de notre travail. J'essaierai de démontrer sa position vicieuse, les dangers de son voisinage avec des établissements publics : l'hôpital, l'Ecole d'arts et métiers, l'abattoir, rapprochement bizarre, si ce n'est indécent, de deux asiles de mort! L'impossibilité où l'on est, surtout en hiver, de creuser à deux mètres de terre, comme l'exige la loi, etc., et tant d'autres inconvénients qui doivent être signalés et longuement commentés. A qui donc, en effet, appartiendrait-il si ce n'est aux gens de l'art, de signaler à une administration dont les vues sont toujours sages, les améliorations qui peuvent et doivent être faites dans l'intérêt de la santé générale? Si nous savons nous occuper des hommes pendant leur vie, nous intéresser à leur sort, alternativement les aimer ou les craindre; après leur mort, prouvons-leur notre souvenir en leur donnant une sépulture décente; mais sachons aussi les craindre, en éloignant de nous leurs dangereuses dépouilles.

Avant la révolution, les cimetières se trouvaient dans l'enceinte des villes, près des églises, dans les églises même. Le clergé s'était constitué le gardien volontaire de nos cendres, et le prêtre de la paroisse pouvait, à chaque heure du jour, bénir la silencieuse cohorte qui l'entourait. La révolution supprima cet usage; une loi sage et guidée par la pensée du bien public intervint, et plus tard, nos prêtres naturellement instruits, approuvèrent la prudence des mesures du législateur.

Avons-nous atteint dans notre ville tout ce que veut la loi? La situation du cimetière de l'ouest est-elle bonne sous tous les rapports ? Quels sont les dangers à craindre, les vices à signaler, les améliorations à indiquer, ou, si l'amélioration n'est pas possible, le remède à appliquer ? Telles sont, en résumé, les idées qui m'ont été suggérées en fréquentant, depuis plus d'un an, cette nécropole, dont la population, depuis son ouverture (1793), représente un effectif de plus de 15,000 personnes. J'ai voulu tout étudier par moi-même ; je suis descendu dans les fosses, j'ai suivi, toutes les fois qu'il m'a été possible, les progrès de la putréfaction dans les divers terrains du cimetière, ce qui m'a permis de recueillir bien des observations qui contredisent quelques-unes des lois chimiques en vigueur, particulièrement celle qui a trait à l'influence que l'eau exerce sur la décomposition plus ou moins rapide des corps. J'ai établi les diverses qualités du sol, et j'ai pensé que de cette inspection scrupuleuse pourraient surgir quelques idées utiles pour le maintien de la santé publique et l'avenir hygiénique de mes concitoyens.

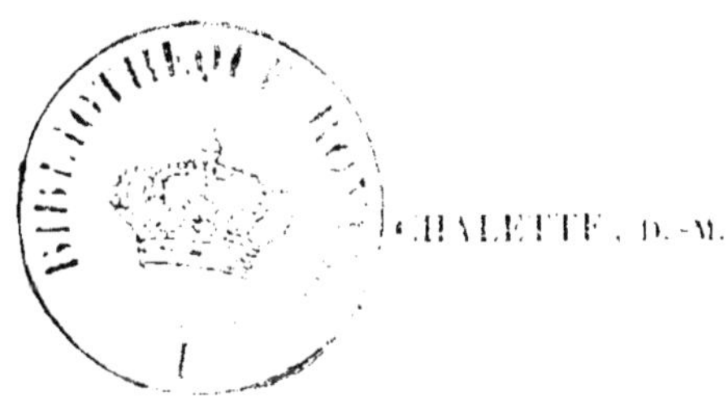

CHALETTE, D.-M.

CHALONS-SUR-MARNE, IMP. DE T.-J.MARTIN.

www.ingramcontent.com/pod-product-compliance
Ingram Content Group UK Ltd.
Pitfield, Milton Keynes, MK11 3LW, UK
UKHW020222180726
13838UKWH00005B/2140